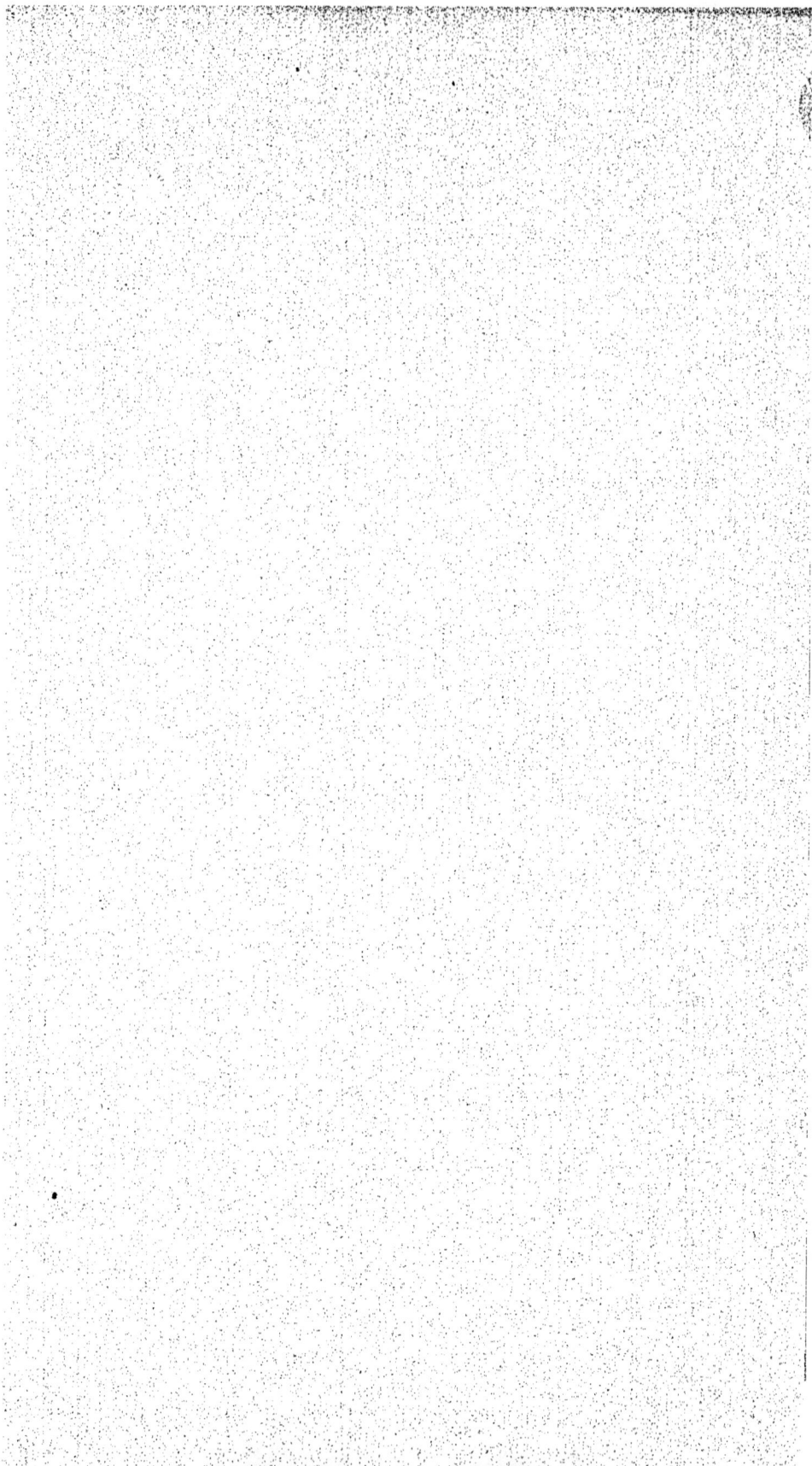

CONSEIL CENTRAL D'HYGIÈNE ET DE SALUBRITÉ
du Département du Nord.

LES

PROCÉDÉS BIOLOGIQUES

D'ÉPURATION DES EAUX RÉSIDUAIRES

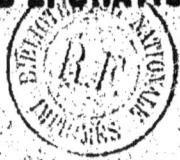

PAR

LE DOCTEUR A. CALMETTE,

DIRECTEUR DE L'INSTITUT PASTEUR DE LILLE.

LILLE,
IMPRIMERIE L. DANEL.

1901.

LES

PROCÉDÉS BIOLOGIQUES

D'ÉPURATION DES EAUX RÉSIDUAIRES

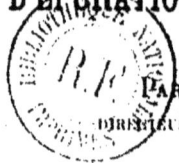

PAR LE Dʳ A. CALMETTE,

DIRECTEUR DE L'INSTITUT PASTEUR DE LILLE.

CHAPITRE I.

Le problème de l'épuration des eaux résiduaires d'usines et des eaux d'égout préoccupe depuis longtemps les pouvoirs publics et les industriels, particulièrement dans nos régions. C'est pourquoi j'ai pensé qu'il serait utile de réunir, sous la forme la plus succincte et la plus précise en même temps, les données actuelles de la science relatives à cette question.

Dans ces dernières années, de grands progrès ont été réalisés, surtout en Angleterre depuis 1896, par la substitution ou l'adjonction de procédés biologiques aux procédés chimiques d'épuration des eaux d'égout.

Ces procédés biologiques reposent sur l'emploi de bactéries pour la désintégration de la matière organique qu'il s'agit de ramener à l'état de matière minérale. On sait, depuis les travaux célèbres de M. Pasteur sur la putréfaction, que la décomposition des matières animales et végétales mortes est le résultat de la vie de très nombreuses espèces de microbes qui empruntent successivement à ces substances les éléments dont ils ont besoin pour se nourrir et dégradent les molécules complexes, pour les faire aboutir à une série de formes de plus en plus simples.

Les eaux d'égout et la plupart des eaux résiduaires industrielles renferment deux groupes principaux de substances qui doivent être décomposées. Ce sont d'abord les substances dites *ternaires*, telles que la cellulose, le sucre, l'amidon, les acides organiques. Ces substances existent en abondance dans les résidus de légumes ou de fruits, dans l'herbe, dans le papier, le linge, dans les débris de bois ou de végétaux ligneux, dans les eaux résiduaires de sucreries, de distilleries, d'amidonneries. Elles doivent être transformées en éléments minéraux simples par l'intervention successive de microbes qui, le plus ordinairement, préfèrent vivre à l'abri de l'air, c'est-à-dire à l'état anaérobie.

Les derniers termes de ces décompositions successives par les microbes anaérobies sont l'acide carbonique, l'hydrogène, l'azote et le méthane ou formène (CH^4).

Le second groupe de substances, dites *quaternaires*, comprend toutes les matières azotées qui sont particulièrement abondantes dans les déjections humaines et animales et dans les résidus ménagers. Les principales sont les albumines du sang, les débris de viandes, les déchets d'abattoirs et de laiteries.

Toutes ces matières azotées, quand elles deviennent la proie des ferments, commencent par se liquéfier si elles étaient solides, puis elles se transforment en peptones; d'autres ferments interviennent alors pour les dégrader davantage et en faire des acides amidés, de la leucine, du glycocolle, de la tyrosine, de l'urée et surtout de l'ammoniaque. A leur tour, les acides amidés et l'ammoniaque subissent une désintégration plus complète sous l'action des ferments nitrificateurs et ceux-ci aboutissent en dernier lieu à la formation de nitrates que les plantes peuvent assimiler directement pour construire leurs tissus. C'est donc sous cette forme de nitrates assimilables par les plantes que l'azote rentre dans la rotation générale du monde vivant.

Une eau d'égout est *épurée*, lorsque toutes les matières organiques, ternaires ou quaternaires qu'elle renferme, ont subi ces désintégrations successives et sont devenues des substances minérales.

Les procédés d'épuration chimique employés dans la plupart des grandes villes et des grandes industries jusqu'à ces derniers temps, avaient pour but la précipitation de ces matières organiques à l'état de substances insolubles. On utilisait à cet effet divers réactifs. Les principaux étaient la chaux, le sulfate ferrique, le sulfate d'alumine, l'acide sulfurique, le permanganate de potasse et les composés chlorés. Ces procédés peuvent être avantageux dans certains cas, lorsqu'il s'agit de récupérer des graisses ou des matières utilisables comme engrais. Nous reviendrons d'ailleurs plus loin sur ce sujet.

Mais, d'une façon générale, lorsqu'ils s'appliquent au traitement de grandes quantités d'eaux, ne renfermant que des résidus de peu de valeur, ils présentent des inconvénients graves ; ils nécessitent, pour la sédimentation des boues précipitées, d'énormes surfaces de bassins de décantation ; il faut ensuite pomper les boues, les presser pour les transformer en tourteaux, ou les charger sur des navires pour les transporter en mer, au large des côtes. Toutes ces manipulations exigent un outillage et des frais généraux considérables. C'est pourquoi, dans les grandes villes comme Paris, dont les égouts collecteurs charrient quotidiennement plus de six cent mille mètres cubes d'eaux, on a préféré s'adresser à un mode d'épuration qui permit d'éliminer cette préoccupation du transport des boues et on a choisi le système de l'*épandage*.

L'épandage des eaux résiduaires de Paris s'effectue actuellement sur une surface totale de cinq mille hectares, à Gennevilliers, à Achères, à Méry-Pierrelaye et à Carrières-Triel. Chaque hectare de terre perméable peut recevoir en moyenne 40.000 mètres cubes d'eau par an, de sorte que les champs d'épandage, si leur perméabilité était partout égale et parfaite, ce qui est malheureusement loin d'être vrai, épureraient en totalité deux cents millions de mètres cubes chaque année ou environ cinq cent quarante-huit mille mètres cubes par jour. En réalité, ils en épurent de trois cents à quatre cent mille à grand peine, lorsque les machines de refoulement sont toutes en état de fonctionner et lorsque le sol n'est pas déjà détrempé par les pluies.

On a cru pendant longtemps que la purification des eaux d'égout par l'épandage était le résultat d'une simple filtration à travers les couches perméables du sol. On sait aujourd'hui qu'il s'agit d'un travail beaucoup plus complexe, résultant des actions bactériennes dont j'ai parlé tout à l'heure, qui transforment les matières organiques en éléments minéraux.

Cette question a été l'objet de recherches expérimentales très importantes de la part de M. Hiram Mills à la station de Lawrence (Massachussets, Etats-Unis).

M. Hiram Mills a vu tout d'abord que la disparition des matières organiques des eaux d'égout était impossible dans la filtration continue à travers le sol et ne se produisait que lorsque la filtration est intermittente, c'est-à-dire lorsqu'on permet à l'air de pénétrer jusque dans les couches profondes de terre filtrante. C'est là une condition indispensable à la vie et à l'exercice des fonctions des bactéries qui doivent oxyder les matières ammoniacales et les transformer en nitrates.

En étudiant ce qui se passe pendant l'épandage intermittent sur un sol artificiel combiné de manière à assurer sa perméabilité parfaite, on a constaté, à la station de Lawrence, qu'il est possible de brûler, sans encrasser la surface du filtre, 250 grammes de matière organique par mètre carré et par jour, soit 2.500 kilogrammes à l'hectare. Si les terres consacrées à l'épandage aux environs de Paris avaient la même perméabilité que le sol de Lawrence, il suffirait de 400 hectares pour épurer la totalité des eaux d'égout de notre capitale, au lieu de 5.000 hectares qu'elle occupe et qui sont encore insuffisants !

Le sol artificiel dont il s'agit était réalisé simplement par un mélange de sable et d'argile cuite. Mais il peut être constitué tout aussi bien par un mélange de sable et d'humus, ou de sable et de marne ou, plus simplement, par des scories ou mâchefer. Il doit être à la fois perméable et absorbant, de manière à ne pas laisser passer trop facilement l'eau : il faut que les microbes disséminés dans toute la masse poreuse aient le temps de décomposer la matière organique que celle-ci contient.

Mais il faut aussi qu'après l'action des microbes l'eau puisse s'écouler facilement, pour livrer passage à l'air auquel les microbes devront emprunter l'oxygène dont ils ont besoin. Il sera donc nécessaire d'assurer un drainage parfait des couches souterraines, drainage qui devra permettre non seulement la libre circulation de l'eau, mais aussi celle de l'air.

Actuellement, dans les épurations d'eaux d'égout par l'épandage, on distribue, comme je l'ai déjà dit, 40.000 mètres cubes d'eau par an au maximum sur chaque hectare. Cette eau renferme en moyenne 2 kilogrammes de matière organique par mètre cube, de sorte que chaque mètre carré du sol filtrant détruit 8 kilogrammes de matière organique par an, sur un mètre de profondeur environ, ou 80 tonnes à l'hectare. On voit que nous sommes très loin de compte, puisque, sur le sol artificiel de Lawrence, il est possible de détruire 250 grammes de matière organique par mètre carré et par jour, soit 91 kilogrammes 25° grammes par mètre carré et par an ou 912 tonnes 1/2 à l'hectare.

Les expériences du State Board of Health de Massachussets, qui datent de 1887, établissent donc que la destruction des matières organiques dans le sol ne s'effectue bien que si le sol est aéré, et irrigué seulement d'une façon intermittente.

Schloesing et Müntz, Müller, Marié Davy, Winogradsky et d'autres savants, nous révélèrent ensuite le rôle exact des bactéries dans le processus d'oxydation des substances ammoniacales. Déjà, quelques années auparavant (décembre 1881) Mouras imaginait en France sa fosse à vidange automatique pour la transformation rapide des matières excrémentielles en substances solubles par les microbes anaérobies de Pasteur.

Tels sont les travaux qui ont servi de base aux hygiénistes modernes pour la combinaison des procédés biologiques d'épuration des eaux d'égout dont l'application a pu déjà être réalisée dans plusieurs villes anglaises, allemandes et américaines, avec assez de succès pour que nous devions nous préoccuper de les expérimenter à notre tour.

L'intérêt scientifique et pratique de ces procédés m'a paru tel, qu'après en avoir conféré avec M. Bechmann et M. Launay, Ingénieurs en Chef des Services techniques des eaux et de l'assainissement de la ville de Paris, nous décidâmes d'aller étudier ensemble leur fonctionnement en Angleterre, au mois de novembre 1900. Grâce à l'obligeance de M. Adams, ingénieur sanitaire anglais, j'ai pu visiter avec M. Launay les stations d'épuration bactérienne des environs de Londres, à Hampton et à Sutton, et celles, beaucoup plus importantes, de Leeds et de Manchester où les municipalités de ces deux grandes villes ont institué de vastes expériences comparatives de tous les procédés chimiques et biologiques actuellement connus.

CHAPITRE II.

Procédé d'épuration par fosses septiques avec double contact aérobie.

Les expériences de Lawrence (Massachussets) avaient montré que, dans certaines conditions, la filtration intermittente sur la terre perméable, non cultivée, donne d'excellents résultats, et que l'épuration est d'autant plus parfaite que la terre reste nue, et que le filtre est plus ancien, jusqu'à une certaine limite à partir de laquelle ses qualités restent constantes. Le chimiste anglais Dibdin pensa avec juste raison que les bactéries contenues dans les eaux d'égout devaient être ici les agents actifs de l'épuration et il s'appuyait, pour le démontrer, sur ce fait que les eaux traitées par des antiseptiques ne sont plus capables de s'épurer à travers le sol artificiel, alors que les eaux qui renferment beaucoup de bactéries s'épurent facilement.

Il entreprit à Barking, près de Londres, une série d'essais de filtration des eaux déjà précipitées par la chaux et le sulfate ferreux, par conséquent, décantées et débarrassées de la majeure partie de leurs substances insolubles. Il leur faisait traverser un lit de coke recouvert de cailloux, sur une hauteur de un mètre. Les eaux effluentes étaient drainées par un système de tuyaux en terre cuite, disposés en forme d'arête de poisson. Après 12 semaines de fonctionnement continu, la surface du lit était couverte d'une couche compacte de matières en putréfaction, et le filtre ne fonctionnait plus. On le laissa en repos pendant trois mois et demi et, lorsqu'on le remit en marche, on s'aperçut qu'il épurait parfaitement, à condition de l'alimenter d'une façon intermittente, deux fois par jour, et de le maintenir vide et en repos pendant huit heures sur vingt-quatre.

J'ai visité à Sutton une installation où le procédé Dibdin est appliqué sur une grande échelle. Il dessert une population de 17.000 habitants et épure 2.500 mètres cubes par jour normalement, 5.000 mètres cubes en temps de pluie.

Ce système donne de bons résultats, lorsqu'il s'applique à des eaux ammoniacales très diluées. Mais lorsque les eaux d'égout renferment une notable proportion de substances ternaires et de matières organiques insolubles, comme c'est le cas général, ils s'encrassent à leur surface et on est obligé de suspendre leur fonctionnement après quelques semaines. Si on les laisse alors au repos, les bactéries aérobies détruisent lentement le colmatage et, après quelques jours, ils peuvent de nouveau être remis en travail.

Pour éviter cette longue période de repos des « lits bactériens » ou filtres aérobies de Dibdin, Cameron a imaginé d'interposer entre l'arrivée des eaux d'égout et les filtres aérobies, un système de fosses dites *septiques*, analogues à notre ancienne fosse « Mouras », dans lesquelles les eaux s'accumulent pendant un temps suffisant pour qu'il s'y développe, à l'abri de l'air, une abondante végétation de microbes anaérobies, et pour que, sous l'action de ces microbes, les matières insolubles soient presque entièrement solubilisées.

L'expérience montre que, dans une fosse septique en service courant, où les fermentations anaérobies sont bien amorcées, les eaux d'égout doivent séjourner en moyenne 24 heures. Ce laps de temps est suffisant pour dissoudre la plus grande partie des substances insolubles.

Au sortir de la fosse septique, les eaux sont distribuées sur des filtres aérobies ou *lits bactériens* constitués, comme ceux de Dibdin, par du coke, de l'argile cuite et concassée, ou mieux du mâchefer. L'épuration proprement dite, c'est-à-dire l'oxydation de la matière organique, s'effectue exclusivement sur ces lits aérobies, et, après quelques heures, elle est assez parfaite pour que l'eau, devenue incolore, dépouillée de matières organiques, présente tous les caractères physiques d'une bonne eau potable.

Je crois inutile d'exposer dans leur ordre chronologique tous les essais qui ont été effectués successivement, depuis 1896, par Dibdin et Cameron, dans plus de trente villes anglaises. Ces essais ont été conduits très scientifiquement, surtout au point de vue du contrôle chimique, à Exeter, à Yeovil, à Manchester et à Leeds. Il importe seulement que nous sachions quel système correspond le mieux à l'épuration dans tel ou tel cas particulier. Je me bornerai donc à donner la description aussi précise que possible de celui qui a donné les meilleurs résultats pour l'épuration en grand des eaux d'égout d'une ville comme Manchester où le tout à l'égout est appliqué et où les eaux-vannes charrient une proportion considérable de résidus industriels de toutes sortes.

Jusqu'à l'an dernier, la ville de Manchester épurait ses eaux d'égout *chimiquement*, par un mélange de chaux et de sulfate ferreux. Les produits chimiques employés coûtaient 125.000 fr. par an. La quantité totale d'eau à épurer s'élève par jour à 135.000 mètres cubes, pouvant aller jusqu'à 400.000 mètres cubes en temps de pluie. La population est d'environ 500.000 habitants.

L'épuration chimique avait nécessité la construction à Davyhulme, près de Urmston, d'immenses bassins pour la décantation et l'accumulation des boues. La production annuelle de boues était de 190.000 tonnes qu'il fallait charger sur des navires et transporter en mer, au large de l'embouchure de la Mersey.

En 1897, la Municipalité se décida à entreprendre des

expériences d'épuration par les procédés biologiques avec
le concours de Sir Henry Roscoe et de M. Fowler, chimiste.
Elle nomma une Commission de contrôle au sein de laquelle
furent appelés MM. Baldwin, Latham, ingénieur, Percy
Frankland, biologiste et Perkins, chimiste.

Le rapport définitif de cette Commission date du
30 octobre 1899 et ses conclusions ont été adoptées par le
Local Government Board qui représente en Angleterre
l'analogue de notre Comité Consultatif d'Hygiène publi-
que.

Les expériences de Manchester ont montré que le meil-
leur procédé d'épuration biologique est un système mixte,
empruntant au Septic Tank de Cameron le principe de la
fosse septique, et à Dibdin les lits bactériens aérobies
multiples. Ce procédé de choix a reçu le nom de procédé
Bactérien anaérobie avec double contact aérobie.

Voici comment il est appliqué :

Les eaux d'égout brutes traversent tout d'abord une
chambre à grilles où s'arrêtent et se déposent les matières
lourdes et imputrescibles entraînées par le courant : le
sable, les pierres, les morceaux de charbon, les objets
métalliques, etc... Un mécanisme spécial semblable à celui
qui fonctionne à Clichy, au débouché des égouts collecteurs
vers le siphon d'Asnières, permet de nettoyer constamment
les grilles au moyen d'une sorte de peigne à bascule, qui
retient les gros objets et les fait tomber dans un wagonnet.

Les eaux se rendent ensuite par un canal dans une
série de fosses septiques ouvertes, qui ne sont autre chose
que d'anciens bassins de décantation. On s'arrange pour
que l'introduction de l'eau dans chaque fosse septique se
fasse à 0 mètre 60 environ au-dessous de la surface, parce
que celle-ci doit rester autant que possible à une hauteur
constante. L'eau entre par deux ouvertures, sans remous,

pour que les couches de bactéries ne soient pas troublées et pour que l'air ne soit pas entraîné.

La capacité totale des fosses septiques est calculée pour recevoir, lorsque l'installation actuellement en construction sera terminée, 400.000 mètres cubes par jour. La profondeur de chaque fosse est d'environ trois mètres. Le courant doit y être ménagé, depuis l'entrée jusqu'à la sortie, de manière à ce que les eaux ne fassent pas plus de 0 m.60 de trajet par heure sur une longueur de 20 mètres environ pour chaque fosse.

Lorsqu'on remplit pour la première fois un réservoir septique, il fonctionne d'abord pendant quelques jours comme un simple bassin de décantation. Mais bientôt, après deux ou trois semaines, il s'y établit une fermentation qui provoque la dissolution rapide des matières solides du dépôt et qui se manifeste par un dégagement gazeux assez abondant.

Les bulles de gaz qui crèvent à la surface charrient des matières solides et celles-ci ne tardent pas à constituer une sorte de chapeau noir, gras, plus ou moins dense, dont l'épaisseur augmente peu à peu, au point que après quelques mois, ce chapeau durci, fendillé comme une mosaïque par la poussée des gaz, atteint 20 à 30 centimètres d'épaisseur, puis n'augmente plus. En même temps il se forme sur la sole de la fosse septique un dépôt de 25 à 30 centimètres de matières lourdes difficilement solubles. Ce dépôt, lui aussi, n'augmente plus, après quelques mois ou même quelques années de fonctionnement.

Aussitôt que la fermentation anaérobie qui se manifeste extérieurement par le dégagement gazeux, s'est bien établie, le liquide sortant de la fosse septique devient noir, nauséabond, et il ne renferme à peu près plus que des substances organiques solubles. La quantité d'ammoniaque augmente et la teneur en azote albuminoïde diminue. Les matières cellulosiques et tous les corps ternaires subissent une dislocation de leurs molécules, et les produits de cette dislocation aboutissent à la formation de gaz dont une partie se dissout dans le liquide; le reste se dégage dans l'atmosphère. D'après M. Rideal qui a étudié la composition de ce gaz, on les trouve formés du mélange suivant :

	Pour cent.	En volume.
Acide carbonique................	0,3	0,6
C H^4, formène ou méthane......	20,3	24,4
Hydrogène....................	18,2	36,4
Azote..........................	61,2	38,6

On ne trouve ordinairement pas d'hydrogène sulfuré.

Ces gaz, ne renfermant qu'une très petite portion d'acide carbonique, sont inflammables. On peut les recueillir dans des cloches et, si l'on disposait de réservoir septiques couverts semblables à ceux du système Cameron que nous avons vu fonctionner à Manchester et à Leeds, mais plus vastes, il serait assurément possible d'utiliser ces gaz au chauffage et à l'éclairage. Nous avons pu constater qu'ils brûlaient en donnant une flamme très éclairante avec un manchon Auer.

Mais en réalité, cette question est de minime importance, car la quantité de gaz combustibles que l'on pourrait capter est peu considérable : elle ne s'élève qu'à huit mètres cubes environ par 100 mètres cubes d'eau d'égout fermentée.

On s'est posé la question de savoir s'il ne serait pas préférable de couvrir les réservoirs septiques de manière à y éviter l'accès de l'air et à réaliser ainsi, pour les ferments, de meilleures conditions de vie anaérobie et de température constante. Mais l'expérience montre que cela n'est pas indispensable. La croûte qui se forme à la surface des fosses septiques, déjà après quelques semaines de marche, protège suffisamment les couches profondes contre l'action de l'oxygène de l'air qui est toxique pour beaucoup de germes microbiens anaérobies. D'autre part, la température des eaux d'égout en fermentation reste sensiblement constante.

Le seul avantage des fosses septiques couvertes réside dans la suppression des odeurs. Il est vrai de dire cependant que ces odeurs ne sont pas désagréables : elles sont tout à fait identiques à celles que l'on perçoit au voisinage des usines à gaz. La dépense supplémentaire qu'entraînerait la couverture de grandes fosses cimentées ne serait justifiée que si celles-ci devaient être établies au voisinage immédiat d'une ville ou d'une localité habitée.

Après 24 heures de séjour dans la fosse septique, les eaux, comme je l'ai déjà dit, renferment presque exclusivement des matières organiques solubilisées. On les dirige alors sur les lits bactériens aérobies.

Ceux-ci sont constitués par une série de vastes bassins de 2.000 mètres carrés de superficie chacun, profonds de 1 mètre 10 seulement et remplis de scories ou mâchefer. Le premier lit aérobie installé à Manchester a été cimenté dans toute son étendue. Les autres, qui étaient en construction lors de ma visite, sont établis simplement sur de l'argile tassée.

La disposition de ces lits est la suivante :

La sole est creusée de rainures parallèles, garnies d'argile compacte, dans laquelle on place une série de gros tuyaux de 20 centimètres de diamètre environ, en terre cuite. Ces tuyaux disposés sans rejointements, bout à bout, se greffent à l'extrémité de chaque rainure sur une grande canalisation latérale pour le drainage. Cette canalisation est constituée également par des tuyaux de terre cuite mais de diamètre plus grand (0^{m}40).

On remplit le lit descories d'usine, d'abord non concassées, dans les couches profondes, puis concassées de plus en plus finement jusqu'à la surface. Celle-ci est formée de grains de 0ᵐ005 à 0ᵐ01 de diamètre moyen.

L'effluent qui sort continuellement des réservoirs septiques est amené par un canal à ciel ouvert à un bassin d'où s'effectue la distribution intermittente à chaque lit bactérien aérobie alternativement. Cette distribution est assurée par des vannes à réglage automatique. L'eau est répartie en couche mince, au moyen de caniveaux en éventail à la surface des scories, de manière à s'étaler le plus rapidement possible.

On règle le remplissage des lits aérobies de la façon suivante :

> *Une heure de remplissage;*
> *Deux heures de contact de l'eau avec les scories;*
> *Une heure de vidange;*
> *Quatre heures de repos pour l'aération des scories,*

Soit huit heures en tout.

Cette alternance est répétée trois fois en 24 heures.

Après le passage sur un premier lit bactérien, les eaux sont déversées sur un second lit où elles séjournent également deux heures. Elles en sortent complètement épurées.

Déjà, au sortir du premier lit, 50 % des matières organiques dissoutes qu'elles renfermaient sont passées à l'état d'ammoniaque et de nitrates.

Au sortir du deuxième lit, les eaux ont encore perdu 50 % de ce qui leur restait en matières organiques, c'est-à-dire que si l'eau d'égout renfermait originellement 1 gramme de matière organique par litre, il lui en reste 0 g. 50 après le premier lit et 0 gr. 25 après le deuxième lit. Mais les lits ne fonctionnent d'une façon régulière que deux à trois mois après leur mise en marche, lorsqu'ils ont eu le temps de se peupler de bactéries.

Voici un tableau, emprunté à M. Rideal, qui indique assez exactement la marche normale du système d'épuration :

	Eau d'égout à l'entrée de la fosse septique.	Eau à la sortie de la fosse septique.	A la sortie des lits bactériens.
Extrait pour 100.000	46.8	48.6	42.4
Oxydabilité	6.58	4.32	0.78
Ammoniaque libre	3.6	4.9	2.48
Azote albuminoïde.......	1.40	0.64	0.45
Nitrites.................	0.00	Traces	Traces
Nitrates (azote des)......	0.00	0.044	0.30
Azote total.............	7.4	6.24	4.5
Azote organique.........	4.4	2.2	2.2

Les eaux sortant des lits bactériens renferment donc encore une assez grande proportion d'azote ammoniacal et d'azote organique. Elles contiennent encore peu de nitrates, mais l'ammoniaque s'y trouve à un état tel qu'elle se transforme en nitrates dès qu'elle dispose de microbes nitrifiants et d'une quantité d'air suffisante pour s'oxyder. C'est pourquoi il est indispensable que les lits bactériens soient largement et facilement aérés, et qu'ils restent immergés le moins longtemps possible, sous peine de voir disparaître leur population de microbes nitrifiants. Les périodes de repos doivent donc être fréquentes et prolongées.

Le volume d'eau que peuvent recevoir les lits à chaque remplissage est égal au tiers de leur capacité, les deux autres tiers étant occupés par les scories.

La Commission d'expériences de Manchester estime que la surface totale nécessaire à l'épuration aérobienne, après la fosse septique, doit être telle qu'un hectare épure facilement 5.600 mètres cubes par 24 heures, avec un jour de repos pour chaque lit.

Les lits doivent être établis par paires, à deux niveaux différents : l'un élevé, l'autre un peu en contre-bas. La

surface de chacun d'eux ne doit pas dépasser 24 ares pour
que la distribution rapide de l'eau d'égout s'y fasse aisé-
ment. Les cloisons établies entre les paires de filtres
doivent être disposées pour servir à la fois, par deux cana-
lisations distinctes latérales ou superposées, à l'adduction
de l'eau brute et à l'évacuation du drainage.

On a constaté que le fonctionnement des lits est très
régulier en toutes saisons. Pendant les grands froids, il est
un peu ralenti, mais la température des eaux d'égout et la
chaleur dégagée par les fermentations anaérobies en fosses
septiques sont toujours suffisantes pour maintenir l'activité
des microbes et pour éviter la formation de couches de
glace compacte. Lorsqu'il fait de grandes pluies torrentielles
ou des orages, le flot très dilué doit être détourné, après
le début de la tempête, dans des bassins spéciaux dégros-
sisseurs, à grosses scories, ou directement dans un cours
d'eau.

Il existe dans plusieurs installations anglaises que j'ai
visitées, des appareils extrêmement ingénieux qui assurent
la vidange et le remplissage automatique des lits bactériens
aérobies. Les plus simples et les plus parfaits paraissent
être ceux imaginés par M. l'Ingénieur sanitaire Adams que
nous avons vus en fonctionnement à Sutton, près de
Londres. Le système du Septic Tank avec simple contact
d'Exeter, qui a été installé également pour essai à Leeds et
à Manchester, est desservi par un appareil fort ingénieux,
mais plus délicat, basé sur le principe de la balance
hydraulique et dû à M. Cameron.

Au point de vue bactériologique, le contrôle des eaux
sortant des lits bactériens permet de reconnaître que le
nombre de germes cultivables en gélatine, au sortir des lits
aérobies à double contact, n'est plus que de 5 à 10 0/0 du
nombre total des germes de l'eau brute, à l'entrée de la

fosse septique. Ce nombre est, d'ailleurs, très variable. Il oscille de 500.000 à 7 et même 10 millions par c. c. pour les eaux d'égout normales.

Les microbes pathogènes tels que le bacille typhique, le bacillus coli et le bacillus enteritidis sporogenes de Klein ne sont pas facilement détruits par le séjour des eaux dans la fosse septique. Leur nombre diminue beaucoup, mais on en retrouve toujours à la sortie des lits bactériens. Cela n'a rien qui nous doive surprendre, car il ne s'agit pas de stériliser l'eau d'égout au point de la rendre potable, mais seulement de l'épurer pour la rendre identique à celle des rivières et des fleuves. Si cette eau devait être utilisée en aval pour l'alimentation, il serait évidemment indiqué de la soumettre à un procédé de stérilisation efficace.

En ce qui concerne le prix de revient de l'installation de réservoirs septiques et de lits bactériens aérobies, comparé au prix de revient des anciens systèmes d'épuration chimique par la chaux et le sulfate de fer, voici les renseignements qui m'ont été fournis à Sutton et qui ont été publiés dans le rapport de M. Chambers Smith.

On épure quotidiennement 500.000 gallons par jour, soit 2.500 mètres cubes. Le coût total de l'épuration chimique avec épandage consécutif était de 190 francs par jour, soit environ 70.000 francs par an. Il est maintenant avec le système biologique de 52 francs par jour, soit 19.000 frs par an, l'eau sortant des lits bactériens étant encore soumise à l'épandage après épuration.

A Oswestry, dont la population est de 10.000 habitants, on épure chaque jour 1.360 mètres cubes. Le coût total de l'ouvrage a été de 1.800 livres soit 45.000 frs. Les dépenses annuelles d'entretien et de gardiennage sont de 80 livres, soit 2.000 frs, sans épandage consécutif.

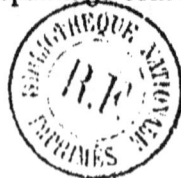

CHAPITRE III.

Systèmes continus d'épuration biologique.

L'alimentation intermittente des lits bactériens aérobies est le principal inconvénient du système que je viens de décrire. Elle s'appliquait au procédé primitif de Dibdin et elle s'applique encore exclusivement au procédé du Septic Tank de Cameron et à celui des fosses septiques ouvertes avec double contact aérobic. Toutes les tentatives d'alimentation continue qui ont été tentées avec les précédents systèmes ont abouti à un colmatage rapide de la surface des scories et on a dû y renoncer. Cependant quelques ingénieurs anglais ont cherché à réaliser à l'aide de dispositifs et d'appareils spéciaux l'oxydation rapide et continue des matières organiques que renferme l'eau d'égout. La plupart de ces dispositifs et appareils ont été expérimentés à Leeds et à Manchester où nous avons pu les voir fonctionner.

Le système *Wittaker - Bryant* est constitué par des chambres circulaires ou polygonales élevées de deux mètres au-dessus du sol, dont les parois sont formées par des briques creuses permettant de l'extérieur à l'intérieur le libre accès de l'air. Les chambres sont remplies de couches successives de coke et de gravier. Le fond est garni de tuyaux de drainage disposés en forme d'arête de poisson.

L'eau d'égout sortant des fosses septiques est distribuée en pluie au centre du système par un tourniquet hydraulique. Elle reçoit, au moment de son arrivée au tourniquet, un mince jet de vapeur qui élève légèrement sa température, de manière à rendre celle-ci plus favorable aux fermentations. Elle traverse en dix minutes environ toute la hauteur du filtre et sort par les drains inférieurs très bien épurée.

La surface nécessaire pour traiter 900 mètres cubes d'eau d'égout par jour avec ce système est de 800 mètres carrés seulement. Mais le coût de l'épuration est assez élevé par suite de la nécessité de brûler du charbon pour produire une quantité de vapeur suffisante pour élever de cinq degrés en moyenne la température de l'eau.

La principale application de ce procédé continu a été faite à Accrington près de Liverpool.

Le système *Ducat* repose à peu près sur le même principe. Il est constitué par une chambre verticale dont les parois, en tuyaux de grès disposés obliquement à angle d'environ trente degrés, laissent pénétrer l'air dans la masse de scories. Celles-ci sont traversées horizontalement à diverses hauteurs par des drains. L'eau, provenant directement des égouts, sans séjour préalable en fosse septique, est déversée par un système de bascule automatique à la surface des scories.

Tout le système est enfermé dans une chambre à l'abri des intempéries et où l'air circule facilement. Lorsque la température est trop basse, on fait arriver dans une double rangée de tuyaux de drainage, au fond de l'appareil, de l'air chauffé artificiellement dans un fourneau. La température doit être maintenue entre 13 et 15° environ.

A Knostrop, près de Leeds, nous avons vu un filtre Ducat qui avait été mis en exploitation le 29 mars 1900. Il recevait par jour et par mètre carré de surface 1.080 litres d'eau d'égout brute.

Après un mois de fonctionnement en marche continue, il s'est produit un encrassement tel qu'on fut obligé de laisser reposer l'appareil pendant plusieurs semaines. Son prix élevé en rend l'application peu recommandable.

J'en dirai autant des systèmes de *Scott-Moncrieff* et de *Stoddart*, qui ne sont que des variantes des précédents et pour la description desquels je renvoie le lecteur que ces appareils intéresseraient plus particulièrement, à l'ouvrage de Samuel Rideal, sur la purification des eaux d'égout (1).

CHAPITRE IV.

Expériences d'épuration biologique des eaux résiduaires de l'Abattoir de Lille.

(en collaboration avec M. Rolants, Chef de laboratoire à l'Institut Pasteur).

La ville de Lille déverse directement dans la Deûle canalisée ses eaux d'égout et les eaux résiduaires de ses abattoirs. Aussi les propriétaires riverains et le service de la navigation protestent-ils avec juste raison contre la pollution de cette rivière dont le lit noir et fangeux roule des eaux de plus en plus fétides à mesure que l'industrie se développe sur tout son parcours. Un syndicat de défense s'est même constitué dans ces derniers temps pour obtenir des pouvoirs publics l'application plus rigoureuse des lois et arrêtés interdisant la contamination des cours d'eau.

Jusqu'à présent sous peine de compromettre sérieusement les intérêts économiques de la région, il a été impossible de sévir contre les industriels établis en amont de la Ville de Lille. Sans doute il leur arrive fréquemment d'être obligés de rejeter à la Deûle des eaux insuffisamment épurées par les moyens chimiques qu'ils ont à leur disposition. Mais ils objectent, — et l'Administration ne peut guère leur donner tort, — que la petite quantité d'eaux

---

(1) S. Rideal. Sewage and purification of Sewage London, 1900.

résiduaires dont ils se débarrassent ainsi au détriment des Sociétés de pêcheurs à la ligne et de la beauté du paysage, n'est rien en regard de l'immense nappe d'eaux d'égout qui vient se mêler aux eaux de la rivière depuis Lille jusqu'à Quesnoy-sur-Deûle, au confluent de cette rivière avec la Lys.

L'épuration totale des eaux d'égout de Lille n'est pas encore praticable, parce que cette ville ne possède pas de réseau collecteur complet. Elle rejette ses résidus à la rivière par de simples canaux de dérivation alimentés par la Deûle et dont une partie se confond avec les fossés des fortifications.

Ces mêmes fossés reçoivent chaque jour les eaux infectes du marché aux bestiaux et des abattoirs. Il serait donc extrêmement important de réaliser, tout au moins, l'épuration de ces eaux qui renferment une proportion considérable de sang, de matières fécales et de débris animaux, et qui constituent l'une des plus importantes causes de pollution de la rivière.

J'ai entrepris avec M. Rolants une série d'expériences en vue de leur appliquer la méthode biologique. Ces expériences ont été faites sur une petite échelle, mais leurs résultats sont assez encourageants pour que nous puissions en tirer des renseignements utiles.

Nous avons commencé par établir, au laboratoire, une petite usine d'épuration avec de simples tubes en verre, de 8 centimètres de diamètre environ, et de 1 mètre de hauteur, montés verticalement contre un bâti en bois. Ces tubes représentent l'un la fosse septique, les deux autres les lits bactériens aérobies.

Le tube septique, fermé à ses deux extrémités, sert aux fermentations anaérobies. Il a été mis en train le 14 décembre 1900 avec des matières fécales diluées dans l'eau de l'abattoir.

Les deux tubes servant de lits bactériens aérobies ont été remplis de scories concassées finement. Leur extrémité inférieure est fermée par un bouchon de caoutchouc percé de deux trous : l'un permet l'écoulement de l'eau qui a séjourné sur les scories ; l'autre livre passage à un tube coudé verticalement et sert à l'aération au moyen d'une trompe à eau, pendant les périodes de repos du lit bactérien.

Du 14 décembre au 16 janvier, nous avons rempli presque chaque jour le tube septique avec l'eau à épurer. Après 24 heures de fermentation, nous en soutirions les deux tiers et nous conservions le dernier tiers comme levain pour les opérations suivantes.

Les deux premiers tiers étaient répartis dans le premier lit aérobie et y séjournaient un temps variable ; puis on faisait passer le liquide sur le second lit.

Le plus souvent, après ce double contact, l'eau se trouvait complètement décolorée et ne possédait plus du tout d'odeur fécale, mais elle dégageait encore une faible odeur ammoniacale et ne renfermait pas de nitrates.

Du 16 janvier au 1er février, nous arrosions presque chaque jour nos lits avec de la délayure de bonne terre de jardin, contenant beaucoup de microbes nitrifiants, et nous prenions soin de ne pas les faire travailler pendant plus de deux heures chaque jour. Nous avons alors constaté que les nitrates commençaient à apparaître dans l'eau épurée et que leur proportion augmentait, en même temps que celle de l'azote ammoniacal et de l'azote albuminoïde diminuait considérablement.

A partir du 1er février nos lits ont fonctionné régulièrement tous les jours avec des résultats très bons, malgré la pollution extrême de l'eau traitée.

Voici quelques tableaux indiquant la marche de l'épuration dans notre appareil d'expérience :

(*Résultats en milligrammes par litre d'eau*).

ÉPURATION BACTÉRIENNE DES EAUX DES ABATTOIRS DE LILLE
1° Pendant la formation des lits bactériens aérobies.

DATES	Matières organiques			Ammoniaque			Azote albuminoïde			Nitrates			Nitrites		
	EB	FS	LB	EB	FS	LB	EB	FS	LB	EB	FS	LB	EB	FS	LB
20 Décembre 1900....	765	450	400	40	71	80	207	152	34	4	0	0	0	0	0
24 — —	1.620	1.180	230	64	101	74	231	152	36	1,5	0	0	0	0	0
10 Janvier 1901	178	—	70	40	—	50	20	—	10	4	0	0	0	—	0
11 — —	460	290	102	60	60	42	90	10	3	3	0	0	0,15	0	0
14 — —	1.170	800	45	55	130	136	146	76	11	4	0	0	0,2	0	0
16 — —	820	470	54	51	210	133	215	52	18	2	0	0	0,15	0	0

2° Après la formation des lits bactériens aérobies.

DATES	Matières organiques			Ammoniaque			Azote albuminoïde			Nitrates			Nitrites		
1er Février 1901	150	95	40	45	205	2,1	228	97	3	traces	0	45	0	0	0,4
4 — —	110	90	25	50	100	10	251	145	2	1,25	0	80	0	0	0,8
5 — même — eau..	—	—	12	—	—	8	—	—	3	—	0	110	—	0	traces
6 — — — —..	—	—	10	—	—	8,2	—	—	5,6	—	0	80	—	0	0,3
7 — — ..	450	260	26	62,4	105	5	165	96	5	1,2	0	90	0	0	0,4
8 — même — eau..	—	—	8	—	—	2,5	—	—	1,2	—	0	55	—	0	0,2

La richesse microbienne des eaux épurées reste assez grande et si l'on ne tient compte que des germes cultivables sur plaques de gélatine, on trouve que ces germes sont d'autant plus nombreux que les eaux sont plus riches en nitrates, par conséquent mieux épurées. Lorsqu'elles renferment encore beaucoup d'ammoniaque libre, comme pendant la période de formation des lits bactériens, le nombre des germes est très réduit : nous l'avons vu tomber à 40 par centimètre cube, alors qu'il était de plus de 6.000.000 à la sortie du réservoir septique.

Les résultats très positifs que nous avons obtenus avec nos appareils de laboratoire, où les oxydations sont plus difficiles à réaliser que sur des lits bactériens largement exposés au contact de l'air, nous permettent donc d'affirmer que le procédé biologique d'épuration par réservoir septique avec double contact sur lits bactériens aérobies, est applicable aux eaux résiduaires des abattoirs et marchés aux bestiaux de Lille.

Nous nous sommes demandés si ce procédé pourrait être appliqué également par les grandes industries qui, ne pouvant guère agir autrement, rejettent aujourd'hui leurs eaux résiduaires dans les rivières et même dans les canaux ouverts à la batellerie.

Nous avons fait déjà quelques expériences encore incomplètes, mais très encourageantes avec des eaux de sucreries et de tanneries. Il ne nous paraît pas douteux qu'avec un réservoir septique où les fermentations anaérobies sont très actives, il soit possible d'obtenir facilement la désintégration de toutes les matières organiques que ces eaux renferment. Il semble seulement que pour les eaux de sucreries, le séjour en réservoir septique doive être un peu plus prolongé à cause de la grande quantité de cellulose qu'elles renferment et de leur pauvreté relative en matières azotées. Il sera toujours indispensable aussi de les mélanger avec une petite quantité de matières fécales. Mais c'est là un produit que toutes les usines ont à leur disposition.

En ce qui concerne les eaux de tanneries, l'expérience de Yeovil ne laisse aucun doute sur l'efficacité du système. La tannerie constitue à peu près la seule industrie de cette petite ville anglaise et toutes les eaux résiduaires y sont épurées par le procédé du Septic-Tank de Cameron.

Si nous envisageons maintenant le côté économique de la question, nous devons réfléchir à ce fait que le procédé biologique tel que nous l'avons vu appliqué en Angleterre et tel que nous l'avons expérimenté sur les eaux de l'abattoir de Lille, détruit toutes les substances organiques, azotées ou matières grasses, que renferment les eaux d'égout, sans qu'il soit possible d'en tirer aucun profit. Tout est brûlé ou transformé en nitrates et rejeté dans les cours d'eau.

Or il est incontestable que c'est là un grand dommage.

Lorsqu'il s'agit d'épurer des eaux résiduaires riches en graisses ou en produits azotés, il y a lieu de rechercher si l'extraction préalable de ces produits est susceptible de procurer des bénéfices.

Tel est le cas qui se présente pour les eaux de l'Espierre à Roubaix, pour celles de la Vesdre à Verviers, pour beaucoup de grandes villes manufacturières en général et peut-être même pour les eaux d'égout de Paris.

CHAPITRE V.

Épuration par les procédés mixtes, chimiques et biologiques.

La question de l'épuration des eaux de l'Espierre préoccupe depuis de longues années les deux gouvernements

français et belge. De nombreux savants et des commissions
officielles internationales l'ont étudiée sans que leurs
travaux aient pu résoudre le problème d'une manière
satisfaisante. Ces eaux sont tellement chargées de graisses,
que les boues obtenues par les divers procédés de précipitation chimique n'étaient susceptibles d'aucune utili-
sation pratique. On ne pouvait pas songer, malgré leur
richesse en azote, à s'en servir comme engrais : la graisse
qu'elles renferment constitue à la surface du sol un enduit
imperméable et stérilisant. On était donc réduit à les
épandre en nappes épaisses sur de vastes terrains, rendus
ainsi pour plusieurs années impropres à toute culture.

MM. Delattre, industriels à Dorignies-lez-Douai, ont
expérimenté pendant ces dernières années avec succès,
d'abord dans leur usine de peignage de laines, puis sur les
eaux de l'Espierre à l'usine de Grimonpont, un procédé qui
leur permet d'extraire la presque totalité des matières utilisables que ces eaux renferment. Un projet d'application de
ce système à la totalité des eaux de l'Espierre (de 70 à
80.000 mètres cubes par jour) est actuellement approuvé
par une convention passée avec les villes de Roubaix et
Tourcoing avec participation de l'État, et soumis à l'appro-
bation du Parlement.

Le procédé Delattre consiste à traiter les eaux par une
petite quantité d'acide sulfurique ou de tout autre agent
capable de mettre en liberté les acides gras, puis à traiter,
directement et sans séchage préalable, les boues par un
dissolvant des graisses en vue d'obtenir d'une part les
graisses saponifiables et la suintine, d'autre part les boues
débarrassées de matières grasses mais renfermant encore
tout l'azote qu'elles contenaient primitivement. Celles-ci
sont transformées en tourteaux au moyen de puissants
filtres-presses et constituent alors un excellent engrais,
très apprécié des cultivateurs.

Les eaux de l'Espierre ont une composition extrêmement variable. Elles contiennent cependant presque toujours une assez forte proportion de matières grasses, que l'on peut évaluer en moyenne à 0 gramme 550 par litre. Leur teneur moyenne en matières organiques est de 1 gramme 80 mais celle-ci s'élève fréquemment à 2 grammes 20 et même davantage. Chaque mètre cube d'eau traitée peut donc fournir environ 0 kilog. 500 de matières grasses valant de 20 à 25 francs, et comme la quantité d'acide sulfurique employée à l'extraction est minime, il est évident que cette extraction peut être rémunératrice, même en négligeant la valeur, cependant très réelle, des tourteaux de boues azotées.

Après leur traitement par l'acide sulfurique, les eaux décantées sont assez limpides pour qu'on puisse, sans grands inconvénients en autoriser la décharge dans les rivières. Celles de l'usine de Dorignies renferment cependant encore environ 0 gr. 200 de matières organiques par litre et c'est là un chiffre considérable.

Il serait donc très utile de compléter l'épuration chimique, après l'application du procédé Delattre, par une épuration biologique qui, d'après nos expériences personnelles, pourrait être très simplifiée.

Lors des premiers essais de Dibdin à Barking, près de Londres, ce chimiste s'était contenté de recevoir sur ses lits bactériens aérobies, constitués alors par du coke et de l'argile cuite, les eaux sortant des bassins de décantation après traitement par la chaux et le sulfate de fer. Les résultats furent médiocres, parce que les eaux ne renfermaient presque plus de bactéries, celles-ci ayant été détruites en grande partie par le réactif chimique employé.

En 1897, à Manchester, Sir Henry Roscoë renouvela la même tentative d'épuration microbienne des eaux d'égout traitées chimiquement et décantées. L'expérience réussit, à condition que la quantité de chaux et de sulfate ferreux employée soit très réduite ; mais comme les boues continuaient à être une cause d'encombrement, le procédé, ne présentant aucun avantage, fut abandonné.

Il nous semble que nulle part l'épuration biologique purement aérobie, sans réservoir septique préalable, ne serait mieux indiquée qu'après l'épuration chimique par le procédé Delattre.

Nous avons effectué à ce sujet quelques expériences qui ont porté sur les eaux de l'Abattoir de Lille et qui nous ont paru très démonstratives. Lorsqu'on additionne ces eaux d'une petite quantité d'acide sulfurique et de sulfate ferrique ou de sulfate ferrique seul, on obtient au bout de quelques instants un précipité gélatineux assez dense, qui entraîne toutes les matières en suspension. L'eau surnageante est presque limpide et ne renferme qu'un très petit nombre de bactéries, celles-ci ayant été agglutinées et précipitées avec le magma gélatineux au fond du vase.

Si l'on traite ces eaux, séparées du précipité après décantation, par un passage sur deux lits bactériens aérobies successifs, avec deux heures de séjour sur chaque lit, elles deviennent incolores, inodores et parfaitement limpides. Il faut seulement avoir la précaution de vérifier leur neu-tralité ou de les neutraliser par une petite quantité de chaux avant de les verser sur les scories, car si elles étaient acides, elles gêneraient et arrêteraient complètement l'action des ferments nitrificateurs.

Nous nous réservons d'ailleurs l'étude plus complète de cette question, dont l'importance nous paraît grande. Il ne semble pas douteux en effet que, toutes les fois que l'extraction des matières utilisables que renferment les eaux d'égout s'imposera, il y aura lieu d'achever l'épuration de ces eaux par voie d'oxydation biologique, afin

que les matières organiques solubles qui les rendent encore
altérables soient économiquement détruites, et que ces
eaux puissent alors être alors rejetées sans aucun inconvénient dans les rivières.

CONCLUSIONS.

Les procédés biologiques d'épuration des eaux d'égout
et des eaux résiduaires industrielles par les bactéries, appli-
qués déjà sur une large échelle en Angleterre, donnent des
résultats excellents toutes les fois que les eaux à épurer ne
renferment pas de substances chimiques capables d'entraver
le développement des microbes.

Le principe de ces procédés consiste à transformer par
fermentation les substances organiques complexes, ternaires
ou quaternaires, en éléments minéraux simples. Les derniers
termes de ces transformations sont l'acide carbonique,
l'azote, le formène ou gaz des marais, l'hydrogène et les
nitrates solubles.

Parmi tous les dispositifs d'appareils qui ont été proposés
pour réaliser le plus économiquement et le plus rapidement
possible les fermentations dont il s'agit, le plus parfait est
celui que la ville de Manchester a adopté sous la dénomi-
nation de *procédé de la fosse septique avec double contact
aérobie.*

Dans ce système, tout le volume d'eau à épurer produit
en 24 heures est reçu dans une fosse septique ouverte, où
s'établit une fermentation anaérobie. Celle-ci a pour effet
de solubiliser les matières insolubles.

Après 24 heures de séjour dans la fosse septique, les
eaux sont déversées sur deux lits successifs de scories (ou

mâchefer) qui servent de support à des bactéries nitrifiantes. Ces dernières détruisent les matières organiques par voie d'oxydation et transforment en nitrates solubles les substances ammoniacales que l'eau renfermait.

Au sortir des lits aérobies, l'eau est complétement épurée et n'est plus altérable. Elle peut être rejetée sans aucun inconvénient dans les rivières ou être employée à des usages industriels. Elle n'est pas toxique pour les poissons.

La dimension des réservoirs septiques et la surface à adopter pour les lits bactériens aérobies sont variables suivant le degré de pollution des eaux qu'il s'agit d'épurer et suivant le climat.

Pour les eaux du tout à l'égout de Manchester et de Leeds, grandes villes industrielles anglaises, voici les chiffres qui correspondent à ceux approuvés par le Local Government Board :

L'épuration biologique de 100.000 mètres cubes d'eaux-vannes par jour exige :

1° Une surface de 3 hectares, 33 de réservoirs septiques, sur 3 mètres de profondeur, la capacité totale des réservoirs étant égale à la production journalière des égouts.

2° Une surface de lits bactériens aérobies de 22 hectares, dont 11 pour les lits de premier contact et 11 pour les lits de second contact. La profondeur de chacun de ces lits doit être de 1 mètre, les lits de second contact étant placés en contre-bas des premiers, pour que l'eau y soit facilement amenée par des distributeurs automatiques ou autres. Leur capacité liquide égale un tiers de leur capacité géométrique.

On les remplit trois fois par jour avec des alternatives de : 1 heure de remplissage, 2 heures de plein, une heure de vidange, 4 heures de repos à vide.

La surface totale nécessaire pour épurer 100.000 mètres cubes par 24 heures doit donc être de 25 hectares 33.

Avec l'épandage par le sol perméable, en comptant sur l'épuration maxima possible de 40.000 mètres cubes d'eau d'égout par hectare et par an, il faudrait $\frac{100.000^{m3} \times 365 \text{ jours}}{40.000^{m3}}$ = 900 hectares pour obtenir le même résultat.

L'épuration biologique sur lits bactériens aérobies avec fosse septique permet donc d'épurer 36 fois plus d'eau d'égout sur une surface égale.

Au point de vue financier, les avantages de la méthode sont les suivants :

1° Suppression de la dépense de produits chimiques et des frais d'enlèvement et de transport des boues ;

2° Dépense d'entretien réduite à la conservation en bon état des bassins et lits de scories. Ces derniers peuvent servir pendant plusieurs années de suite (au moins trois ans) sans être renouvelés.

Quant aux fosses septiques, elles ne doivent être vidées que dans le cas où des matières insolubles, graviers ou débris de charbon, viendraient à s'y accumuler, réduisant ainsi notablement leur capacité volumétrique.

En conséquence des résultats et des avantages que nous venons d'exposer, nous croyons devoir conclure qu'il y a lieu d'engager les municipalités, sinon à adopter définitivement, du moins à faire l'essai de ce système d'épuration pour les eaux d'égout.

Nous pensons également qu'il convient d'inviter les industriels qui déversent leurs eaux résiduaires dans les rivières et dans les canaux navigables, à expérimenter ce même procédé.

Mais nous croyons devoir ajouter que, dans les cas où les eaux-vannes qu'il s'agit d'épurer renferment des matières grasses et des matières azotées insolubles en quantité assez considérable pour que leur extraction soit rémunératrice, il serait préférable de procéder d'abord à cette extraction et d'achever ensuite l'épuration totale, c'est-à-dire l'oxydation des matières organiques solubles par le déversement des eaux sur un ou deux lits bactériens aérobies sans réservoirs de fermentation anaérobie.

Suivant les circonstances et suivant les conditions économiques qui se présenteront, le système d'épuration biologique simple ou le système d'épuration mixte, chimique et biologique, devra prévaloir. Que l'on adopte l'un ou l'autre, étant donnée la perfection de leurs résultats, l'industrie et l'hygiène y trouveront leur compte.

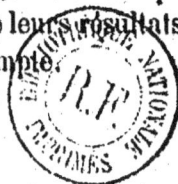

Lille Imp. L. Danel.

Reliure serrée

www.ingramcontent.com/pod-product-compliance
Lightning Source LLC
Chambersburg PA
CBHW070714210326
41520CB00016B/4340